Table des matières

Si vous vous êtes éloigné du plan lors d'un repas, plutôt que de stresser dessus, il est préférable d'être proactif et d'obtenir reprenez un bon rythme avec la prochaine boîte-repas.

Il n'y a aucune preuve suggérant qu'il est préférable de manger six fois par jour plutôt que d'eux. Certaines personnes prospèrent avec plus de repas par jour, tandis que d'autres vont bien avec moins. Mais il ne fait aucun doute que le risque de manger trop de calories est plus grand lorsque vous mangez plusieurs fois par jour.

Avec trois repas quotidiens, il est plus facile de maintenir le taux de sucre dans le sang stable, surtout lorsque les repas sont planifiés judicieusement en utilisant le S Modèle Meal-Box. Suivant ce modèle, le métabolisme ne bouge pas de manière significative lorsque vous réduisez le nombre de repas. Il est sain pour le corps de faire une pause entre les repas, non seulement pour la glycémie, mais aussi pour votre bien-être mental et votre intérêt. al sem.

Compter les points et mesurer votre nourriture est nul quand vous essayez de perdre du poids, alors adressons-nous simplement à cet éléphant dans la pièce. Le régime Scandi Sense est le plus récent d'une longue liste de programmes de perte de poids Magic Bullet et a été surnommé le "régime le plus simple du monde". Le régime Scandi Sense est un régime à la mode qui promet - comme tant d'autres avant lui - qu'il est la porte d'entrée pour perdre du poids s. Avec des changements de style de vie simples, le régime alimentaire - basé sur le principe de manger "de bon sens" - utilise des portions dans vos mains pour 1 prendre du poids. C'est vrai : vous pouvez ranger les tasses de mesure maintenant.

Comme tous les régimes amaigrissants, il y a à la fois de bonnes parties et d'autres qu'il vaut mieux laisser sur le bloc de coupe du régime à la mode. À cause de cela, ce n'est peut-être pas le régime le plus efficace pour perdre du poids. Quoi qu'il en soit, si le régime Scandi Sense vous incite à manger plus sainement, c'est ce qui compte.

Le régime Scandi Sense consiste à utiliser vos mains pour mesurer les portions de votre repas. Deux poignées de légumes, une poignée de protéines, une poignée de glucides, une table de graisses comme les noix, les graines, l'huile d'olive et l'avocat. Cela résume à peu près tout. Si vous coupez votre part de glucides dans votre assiette pendant la journée, vous êtes autorisé à prendre un verre de vin ou à déguster un dessert. Le régime a été créé par Suzy Wengel, une diététicienne danoise et auteur du livre, The Scandi Sense Diet. Dans une interview avec Business Insider, elle a indiqué qu'elle avait perdu 88 tours en 10 mois en suivant ces règles simples. Elle dit que le plan de poignée se traduit par environ 1 500 calories par jour pour les femmes et 2 000 pour les hommes.

Comme le décrit Wengel dans son livre The Scandi Sense Diet, les adeptes utilisent la paume de leurs mains pour mesurer la quantité de nourriture qu'ils devraient manger à la ses trois repas quotidiens. Jusqu'à quatre poignées sont autorisées par repas, plus une à trois tables de matières grasses, ainsi que certains produits laitiers ou substituts laitiers, comme lait d'amande.

CHAPITRE UN

QU'EST-CE QUE LE RÉGIME SCANDI SENSE ?

Le régime Scandi Sense a commencé en Scandinavie et a fait son chemin à travers le monde grâce à Suzy Wengel, auteur de The Scandi Sense Die. t. Le nom du régime dit tout. Il se concentre sur une alimentation raisonnable - oui, c'est vraiment aussi simple que cela. Le problème avec beaucoup d'autres régimes plus populaires est que nous oublions d'écouter notre corps. Nous sommes tellement concentrés sur la réduction des glucides et des produits laitiers, en mangeant 1 400 calories par jour ou en mangeant pendant huit heures de la journée que nous ne comprenons pas comment notre corps es operate plus. Le régime Scandi Sense ramène cela en vous mettant au défi non seulement d'apprendre à nourrir votre corps, mais aussi d'apprendre une chose ou deux sur la nutrition.

Le Daily Mail rapporte que maintenant 1 personne sur 50 en Scandinavie suit ce régime, ce doit donc être la vraie affaire. Son propre créateur, Wengel, a perdu plus de 85 coups en 10 mois. La meilleure partie est qu'elle s'en est débarrassée. Tout ce que le régime implique, c'est de comprendre la taille de la portion de certains groupes d'aliments en utilisant votre main pour vous guider. Être conscient de la quantité de protéines, de graisses et de glucides que vos repas devraient avoir ne vous empêchera pas seulement de manger plus, mais cela vous mettra en mauvaise santé vous et un déficit salarial durable pour la perte de poids tout en ayant une alimentation équilibrée.

Le régime Scandi Sense a été développé par un PDG du Danemark nommé Suzy Wendel, d'où la référence scandinave dans le nom. Elle a perdu près de 90 rounds en nettoyant son régime alimentaire, puis a écrit un livre sur sa méthode. Contrairement aux autres, le régime Scandi Sense fonctionne en mesurant la nourriture entre vos mains au lieu d'utiliser une balance ou des chiffres de mesure.

Selon le site Web de Scandi Sense, les règles du régime sont les suivantes :

- Mangez trois repas par jour.
- Pas de collation entre les repas.

- Vous obtenez quatre poignées de nourriture et trois tables de matières grasses par repas, ainsi que 10 onces de lait par jour.
- Utilisez votre bon sens.

Si vous ne pouvez pas décider entre des centaines de régimes alimentaires quand vous voulez partager votre régime ou vous débarrasser de l'excès de poids, vous pouvez l c'est à Suzi Wengel, l'auteur de The Scandi Sense D i meat Suzi Wengel, a perdu environ 40 rost en 10 mois en suivant les principes de son livre. Elle dit que vous pouvez avoir une vie saine avec le régime Scandi Sense.

Le régime le plus simple du monde

Le régime Scandi Sense, qui prétend vous aider à perdre 40 rounds, consiste en un régime très simple que tout le monde peut utiliser ô. L'une des plus belles choses à propos de ce régime est que vous ne vous priverez pas de ce que vous aimez pour obtenir un bodu en bonne santé.

Compter les paumes au lieu des calories

Suzí Wengel, dans ce régime, vous évite de faire un compte calorique. Il fait attention à la quantité de nourriture que vous mangez au lieu d'essayer de compter les calories. Mais ne vous inquiétez pas, vous n'avez pas à peser la nourriture que vous mangez pendant le régime Scandi Sense. Vous complétez vos repas en dégustant votre nourriture.

La règle la plus importante : trois repas par jour, au total quatre paumes d'aliments

La règle la plus importante du régime alimentaire est que vous consommerez un total de quatre poignées de nutriments dans les trois repas que vous mangez quotidiennement. Vous complétez votre repas avec une poignée de protéines, deux poignées de légumes (si vous souhaitez une poignée de salades de légumes), une poignée de sarbohydrat es et une à trois cuillères à café d'huile.

Sélection des protéines Important

Au cours du régime Scandi Sense, vous pouvez utiliser vos protéines de préférence pour les œufs, le poisson, la volaille, le fromage, la viande rouge, les lentilles ou la diététique. ici. Mais la règle la plus importante ici est d'éviter la viande traitée tout en prenant des protéines. Si vous avez l'habitude de faire de l'exercice, vous pouvez consommer la protéine en trois repas par jour. Si vous ne faites pas de sport, vous pouvez obtenir deux repas de protéines.

Glucides

Le régime Scandi Sense consiste en une quatrième poignée de glucides dans leurs repas. Si vous pensez aux glucides, vous vous trompez. Parce qu'une tranche de pain ou une poignée de fruits est également incluse dans le mélange de glucides. Maintenant c'est à vous de choisir. Si le point est important pour que ce soit à ce que vous ne soyez pas à la fermeture de ce problème, ce n'est pas un préjudice.

Consommer un liquide Important

Lorsque vous suivez le régime Scandi Sense, vous devez boire jusqu'à 2,5 litres d'eau par jour. Vous pouvez consommer du thé, du café et de l'eau minérale naturelle sans sucre, faire de l'exercice pour la consommation d'eau. N'oubliez pas que vous devez éviter les boissons gazeuses et sucrées.

Si votre vie est gelée lorsque vous appliquez le régime Scandi Sense, ou si le paquet de chips qui se tient devant vous vous approuvez, vous pouvez le manger. Cependant, vous devez compter ces produits au lieu d'un seul repas. Après avoir mangé quatre poignées de nourriture, vous n'avez aucune chance de manger un sac de chips !

QU'EST-CE QU'UN REPAS TYPIQUE SUR LE RÉGIME SCANDI SENSE ?

Curieux de savoir à quoi ressemble un repas typique du régime Scandi Sense ? Voici un exemple de journée type :

Petit déjeuner

Une poignée d'épinards, une poignée de poivrons et d'oignons, une poignée de deux œufs brouillés, une poignée de tortilla de blé entier ou une poignée de f baies. De plus, utilisez de l'huile d'olive pour faire revenir les légumes.

Déjeuner

Deux poignées de laitue romaine, une poignée de poulet grillé (environ 3 onces), une poignée de blé entier ou une poignée de grains. Ajoutez une vinaigrette à base d'huile d'olive pour la salade et une once de parmesan râpé.

Dîner

Deux poignées de légumes frais (brossol, oignons, pois mange-tout, champignons), une poignée de saumon grillé (trois onces), une poignée de riz brun et deux cuillères à soupe d'huile de canola. Ajoutez un yaourt grec ou un verre de lait pour compléter le laitage.

LES RÈGLES DU RÉGIME SCANDI SENSE

1. Mangez trois repas par jour, chaque repas vous durant les cinq à six heures suivantes. Ne pas grignoter entre les deux. Tenez-vous en à ce programme pendant au moins les 14 premiers jours du plan de repas.

2. Utilisez vos mains pour mesurer la quantité de nourriture que vous mangerez à chaque repas. Mesurez les poignées lorsque vous êtes prêt à

manger et que vous placez la nourriture dans votre assiette, a déclaré Wengel.

3. Vous pouvez avoir jusqu'à quatre poignées de nourriture par repas, ce que Wengel appelle une "boîte repas", divisée de cette façon :

- Une ou deux poignées de légumes
- une poignée de protéines, comme du poulet, du saumon ou des œufs
- une poignée de glucides - comme des pommes de terre, du riz, des pâtes ou du pain - OU des fruits
- Vous pouvez également avoir trois tables de matières grasses, comme de l'huile d'olive, du beurre ou de la mayonnaise.
- Le régime permet environ 10 onces de produits laitiers chaque jour.

4. Utilisez votre bon sens. Sachant que certaines personnes peuvent devenir créatives avec la quantité de nourriture qui tient dans leur main (deux filets de poulet empilés l'un sur l'autre, pour par exemple), Wengel a dit que si la partie semble

trop belle pour être vraie, c'est probablement le cas.

"Si vous perdez du poids, vos quelques tailles sont correctes", a-t-elle déclaré. "Si vous prenez du poids - et que vous voulez perdre du poids - vous devrez réduire vos poignées" ou opter pour moins de graisse.

5. Les sucreries, les sodas et l'alcool sont considérés comme des "gâteries". Vous pouvez les avoir si vous ajustez les calories ailleurs. Si vous voulez un verre de vin avec un repas, par exemple, vous éviterez la poignée de glucides à ce même repas. Si vous avez envie d'un peu de temps, vous aimeriez la moitié d'un repas ou le tout.

6. Pensez toujours à équilibrer les trois repas chaque jour. Si vous savez que vous allez au restaurant pour un grand dîner, réduisez de moitié ces repas précédents.

7. Manger de cette façon permet aux gens de manger de manière cohérente la même quantité de calories sans les compter, de se sentir dériver ou d'éliminer

tout f ooods, a déclaré Wengel. Sn sentend A MAGEN WOUDULED CORRAME 1 200-1 800 salaire лан анна лан, WOn WOUD, f. La perte de poids moyenne est d'environ 1 à 1,8 rounds par semaine jusqu'à ce qu'elle s'arrête naturellement, a-t-elle déclaré.

CE QU'EN PENSENT LES EXPERTS

- "Il s'agit d'un jeu de rôle sur le contrôle de la rotation : au lieu d'une portion d'une tasse, vous utilisez votre main - en gros un coup", a déclaré Madelyn Fernstrom. , Éditeur de santé et de nutrition de NBC News.

- "C'est un peu le bordel, je pense, pour la plupart des gens, à moins que vous ne portiez des gants en caoutchouc, mais le concert est bon."

- Le régime alimentaire est un mélange sain de protéines, de glucides et de graisses, mais vous devez suivre attentivement les recommandations pour perdre du poids. j'ai bien noté. Vous conservez des poignées supplémentaires de légumes, par exemple, mais pas de protéines. Elle a aimé que vous puissiez troquer les aliments indulgents pour éviter de vous sentir dérivé.

- Le plan adapte également la tendance actuelle en matière de perte de poids pour éliminer les collations, a noté Fernstrom.

- Un tel "aliment" toute la journée perturbe la période de jeûne quotidienne naturelle et peut être préjudiciable à la perte de poids, bien que la recherche montre le nombre de repas que vous mangez par jour ne nous aide pas à perdre plus ou moins de poids, a déclaré Courtney Peterson, professeur adjoint des sciences de la nutrition à l'Université d'Alabama à Birmingham.

- "Si s'en tenir à trois repas par jour vous empêche de grignoter ou de manger la nuit, alors c'est une bonne chose", a déclaré Peterson, car Il y a des preuves qui augmentent le risque de prise de poids.

- Le régime peut être une bonne idée pour les personnes qui ont jeté leurs balances alimentaires et qui ont mesuré les cyps puisque tout est entre leurs mains, a noté Fernstrom.

Une journée typique peut ressembler à quelque chose comme ça par exemple.

- Petit-déjeuner : deux œufs, brocolis rôtis, épinards, tranche de pain grillé aux grains entiers
- Déjeuner : poitrine de poulet, avocat, frites sucrées cuites au four, courgettes sautées et cloches
- Dîner : saumon, riz brun, riz, carottes et haricots verts

Tant que votre assiette ne dépasse pas quatre poignées de nourriture, vous êtes sur la bonne voie. Si vous trouvez qu'il est difficile au début de passer d'un repas à l'autre sans avoir vraiment faim, n'hésitez pas à ajouter des collations saines.

La fièvre scandinave ne montre aucun signe de ralentissement, et maintenant elle est passée de la plus grande quantité au domaine de l'alimentation et de la nutrition. Comme avec apparemment toutes les choses nordiques, l'ambiance est directe et sans fioritures, du moins si vous regardez les derniers le plan d'alimentation et de recettes sain qui fait des vagues dans Waterstones: The Scandi Sense Diet par Suzy Wengel. Voici un résumé du régime alimentaire avec une seule règle simple.

IL EST BASÉ SUR LA « MÉTHODE POIGNÉE »

Suzu Wengel a été là sagement - elle était autrefois coincée dans un cycle de perdre et de gagner quatre pierres, classée comme définitivement obèse et pesant à vers 15 ans et demi quand elle a décidé que c'en était assez et qu'elle allait lancez à la fois la recherche et le bon sens sur la question pour enfin avoir une emprise sur ses habitudes alimentaires. Elle savait qu'elle devait couper les calories, mais les compter ne fonctionnait pas pour elle, idem faddy juice nettoie ou punit les règles d'exercice fois.

Au lieu de cela, après la naissance de son deuxième enfant, elle rut son arrière-plan dans la science et la bitch à bon usage en évaluant le plus et le moins du monde. les meilleurs régimes réussis, en évaluant la quantité de protéines, d'hydratation et de graisse dont elle avait vraiment besoin dans son régime alimentaire et trouvant que pour son cadre, cela se traduisait bien en poignées. Ainsi, sa "poignée de principe" est née, avec chaque repas composé de quatre poignées - deux de légumes, un de protéines, un de sarbohydrate et sur e à trois cuillerées de matières grasses, accompagnées de 300 ml par jour de produits laitiers si vous le désirez. Manger par poignée n'a pas seulement aidé Wengel à reprendre contact avec elle, reconnaissant quand elle avait vraiment faim et rassasié, mais elle a perdu plus de six pierres dans dix mois et n'a jamais réussi. Plus de 135,00 personnes dans son pays natal, le Danemark, ont suivi son plan Scandi Sense pour réaliser des exploits de perte de poids similaires, des choix inférieurs terol et une goutte de sang stable, il est donc clair que vous devez le remettre à Suzy (désolé), mais il est durable et sain couper?

RIEN N'EST INTERDIT - MAIS ÊTRE SENSIBLE EST ENCOURAGÉ

Ce n'est pas basé sur le "sens" pour rien. Le vin, le choix et la nourriture obtiennent tous le feu vert, mais vous devrez ajuster vos poignées / repas tout au long de la journée pour compenser. Par exemple, une tranche d'éponge Victori est bonne, mais vous devrez modifier votre "boîte repas" pour l'adapter. Lychwa dong in WOU DONOKY VOU DONEKFTUKFTUKFT, SKIP That And have AND AND HAGE ABUVE MEDR THO ME AOIND ? AU-DESSUS Handfull R ingouxt of hero thal ane balans. Sur le plan du vin, un verre équivaut à une poignée de glucides lors d'un repas.

Trois repas par jour sont encouragés, d'ailleurs, et des mesures et des poids approximatifs sont inclus dans le livre si vous n'êtes pas en train de maîtriser la poignée de ing. Il y a quelques légères mises en garde à prendre en compte - les produits laitiers doivent contenir 3,5% de matières grasses et 5 g de sucre maximum pour 100 g, le chocolat «quotidien» est idéalement du 70 Le pourcentage de cacao n'est pas varié et le muesli est meilleur lorsqu'il contient moins de 13 g de sucre pour 100 g. Obtenez votre étiquette en lecture lors de la lecture.

C'EST INTUITIF MANGER SOUS UN AUTRE NOM

Wengel admet qu'elle ne suit pas strictement le plan maintenant qu'elle a perdu le poids dont elle avait besoin (à peu près Scandi Sense permet vous perdez environ 0,9 à 1,8 lb par semaine en moyenne), et elle appelle le concert un ' mode de vie » comme rouillé à un régime, mais elle recommande que si vous avez du poids à perdre, suivez attentivement les guides de repas pendant 14 jours pour démarrer les deux mieux r la santé et la plupart des habitudes instinctives quand il s'agit de contrôler une partie de la faim, de la faim et de ce que fait un plateau équilibré.

Bien qu'il y ait beaucoup de réponses pour donner matière à réflexion, il n'y a pas de soupe de chou prescriptive - vous pouvez manger selon vos goûts, en veillant simplement à ce que vous obteniez un taux élevé de protéines, de glucides et de graisses. Wengel est maintenant une diététiste formée et elle explique clairement cette nourriture dans le livre, comme elle nous le rappelle tout au long, le principal c'est du bon sens. Elle s'attaque aux problèmes du début et aux pierres d'achoppement telles que ce qu'il faut faire si la grève de 16h00 grignote (indice : mangez, en particulier rotein), touche à l'exercice ("le meilleur exercice est ce que vous avez envie de faire - et ce que vous pouvez vous en tenir à sur le long terme ») et garde les perspectives réelles - il vous faudra peut-être deux ans pour y arriver, et il est naturel que le poids fluctue de 2 à 3 kg quand vous le faites, mais cela fait partie du processus. Mains bouclées prêtes.

Avez-vous déjà entendu la phrase "vous trichez votre régime" ? Il y a certainement une certaine marge de manœuvre dans ce régime pour changer de cap. Bien que cela puisse fonctionner, la théorie du régime alimentaire est ce sur quoi les régimes et les nutriments ont insisté pendant des années : Mangez des aliments entiers, surveillez une partie taille et coupe se prélasser sur le sucre. Même si les calories ne sont pas mesurées, Wengél estime que les femmes consomment 1 500 calories contre 2 000 calories par jour pour les hommes, selon le livre The Scandi Sens Diet. À l'heure actuelle, il n'y a pas de recherche sur ce régime particulier, prouvant qu'il peut réellement vous aider à perdre du poids. Chaque plan de régime a ses avantages et ses inconvénients, et celui-ci n'est pas différent.

EST-CE MÊME CONSIDÉRÉ COMME UN RÉGIME ?

Oui ! Un régime ne devrait pas être quelque chose auquel vous vous en tenez pendant une semaine ou un mois. Un régime alimentaire devrait être un moyen d'équilibrer votre alimentation en fonction de votre mode de vie quotidien. La raison pour laquelle beaucoup de gens n'ont pas l'impression que c'est un régime est parce que ce n'est pas restrictif. Même si vous êtes limité à quatre poignées de nourriture à chaque repas, cela a tendance à être plus que suffisant pour vous satisfaire. Vous n'avez pas besoin d'équipement sophistiqué pour mesurer votre nourriture. Vous n'avez pas besoin d'acheter des ingrédients de fantaisie pour les repas de ce régime. Vous n'avez pas besoin de dépenser autant d'argent en suppléments. Tout ce dont vous avez besoin est une VRAIE bonne nourriture saine.

COMMENT FONCTIONNE LE RÉGIME SCANDI SENSE ?

Chaque repas est composé de quatre poignées de nourriture. En fonction de votre poids, la taille de votre main sera différente, ce qui est parfait pour estimer les besoins énergétiques de votre corps pour la journée. Maintenant, une poignée et deux doivent être des légumes. Cela peut être une salade, des légumes cuits à la vapeur ou des légumes grillés. Une poignée de trois contient des protéines comme les œufs, le poisson ou la volaille. Étant donné que ce régime est axé sur des aliments entiers, il est préférable d'éviter les viandes transformées. Une poignée de quatre contient des glucides ! Cela peut être n'importe quoi, des patates douces, du riz et des pâtes aux fruits, au pain et aux céréales. Plus le carbu est complexe, bien sûr, mieux c'est.

Attendez, n'oublions-nous pas les graisses ? Même si les graisses n'ont pas leur propre poignée, le régime permet une à trois tables de graisse dans chaque repas. Les graisses saines comme les avocats, la noix de coco, les noix et les graines sont également essentielles lorsque vous consommez vos graisses avec ce régime.

EST-CE POUR TOUT LE MONDE ?

Bien sûr ! Il n'y a pas de règles lorsqu'il s'agit d'intégrer vos aliments préférés dans le régime alimentaire. Si vous voulez avoir un dessert, sautez la poignée de glucides au dîner. Si vous ne ressentez pas cette tranche de pain au petit déjeuner, optez pour une poignée supplémentaire de légumes ou de protéines. Ce régime est extrêmement flexible, ce qui en fait un excellent choix pour tous.

QUI DEVRAIT ÉVITER LE RÉGIME SCANDI SENSE ?

Pour la plupart des adultes en bonne santé, suivre le régime Scandi Sense est sans danger. Les enfants ne doivent pas être encouragés à suivre ce régime, car les collations sont importantes pour la croissance du corps et aident à remplir les réserves de nutriments. que des repas pourraient manquer.

Ceux qui ont des conditions médicales - telles que le diabète ou ceux qui ont des blessures - devraient certainement consulter leur médecin avant de commencer un re plan de perte de poids donné. Selon les instituts nationaux de la santé, la plupart des études sur les régimes hypocaloriques (le régime Scandi Sense s) sont effectués sur des adultes en bonne santé de moins de 60 ans. Les personnes de plus de 60 ans doivent faire preuve de prudence lorsqu'elles envisagent des plans de perte de poids.

LES AVANTAGES DU RÉGIME SCANDI SENSE

C'est lourd sur les légumes

Il se concentre sur des aliments entiers et sains, comme les légumes, les fruits, les grains entiers, les protéines maigres, les graisses saines et les produits laitiers. Le clin d'œil aux aliments nutritifs est définitivement évident.

Cela encourage le diététicien à prêter attention à la taille des portions

C'est tellement important quand on cherche à perdre du poids. Il est facile d'avoir des portions distordues lorsque vous êtes habitué à des portions plus grandes. Passer à une plus petite partie peut être difficile.

Il permet des indulgences telles que l'alcool ou le sucre

Retirer complètement ces types d'aliments de l'alimentation est souvent une réponse à la catastrophe - pas nécessairement quand nous perdons bien, mais lorsque vous essayez de maintenir.

Il décourage le comptage des calories

Se concentrer sur les calories consommées par rapport aux calories dépensées peut devenir écrasant. Ce n'est pas aussi précis.

Cela vous oblige à planifier vos repas

C'est quelque part entre un pro et un contre. Ce régime ne vous permet pas de consommer des aliments de confiance, mais en toute honnêteté, nous essayons tous de réduire les aliments transformés de toute façon.

Il ne tient pas compte de l'âge, du niveau d'activité ou du sexe.

Pour certaines personnes, ce sera beaucoup de nourriture pour les faire avancer, mais cela ne peut pas être expliqué dans tous les domaines.

C'est un régime facile à tricher

Si vous avez déjà été à une vente où vous obtenez un sac entier de cadeaux pour un dollar, vous en ferez autant que possible. Le même principe s'applique ici, une poignée de salami ne va certainement pas correspondre à la nutrition d'une seule poitrine de poulet grillée.

Cela vous fait vous déplacer autour de la nourriture

Si vous voulez un morceau de gâteau au chocolat, vous devez vous passer d'une poignée ou de deux glucides. Vous ne comptez pas les calories, en soi, mais vous le faites vraiment. Le plat à emporter devrait être cela plutôt que de se livrer chaque jour, de temps en temps, c'est bien.

Toutes les graisses ne sont pas créées égales

Le régime compte pour trois tables de matières grasses chaque jour. Les graisses pour la santé cardiaque - comme l'huile d'olive et l'avocat - devraient être encouragées par rapport à la margarine et au beurre.

C'est un régime restrictif : en fin de compte, la plupart des régimes amaigrissants, peu importe à quel point ils veulent en faire un "mode de vie". nge - il s'agit toujours de restriction. Cela n'autorise pas le grignotage. Septembre 2017 Une étude publiée dans Publis Health Nutrition a révélé que ceux qui grignotaient deux fois par jour diminuaient leur probabilité de développer Ce n'étaient pas n'importe quels snasks, cependant. Ils étaient Les aliments diététiques, les fruits et les légumes ne contribuent pas à plus de 15 pour cent de l'apport alimentaire. apport énergétique.

Il décourage les protéines végétales

Dans le livre de régime Scandi Sense, Wengel écrit que les protéines végétales ne sont pas aussi bonnes que les protéines animales. Ce n'est tout simplement pas vrai; la consommation de protéines est essentielle à une alimentation saine, qu'elle soit à base de plantes ou d'animaux. Une étude de juillet 2017 publiée dans Obesity Facts a révélé que les personnes qui mangeaient plus de protéines chaque jour perdaient plus de poids à la fin de une période de six mois que ceux qui ont mangé les protéines.

CHAPITRE DEUX

Scandi Sense Diet Résout

Meilleur répertoire de fruits

Ce fruit est vraiment léger et moelleux. Idéal pour servir avec vos fruits préférés lors des fêtes, des vacances ou à tout moment !

Durée : 5 minutes

Total : 5 minutes

Portions : 12

Ingrédients

1 (8 onces) de fromage à la crème, ramolli

1 (7 onces) pot de crème de guimauve

Directions

Étoile 1

Mélanger la crème glacée et la crème de guimauve dans un bol moyen avec un mélangeur électrique jusqu'à ce qu'elles soient lisses et bien combinées.

Jeûnes nutritionnels

Par portion : 118 calories ; protéines 1,5 g; glucides 13,4 g; matières grasses 6,6 g ; cholestérol 20,5 mg; sodium 68,3 mg.

Glace aux fruits

C'est un excellent mélange de fruits avec un peu de kisk, qui est congelé dans des curs individuels. Je l'ai servi comme salade de fruits surgelée, mais je l'ai eu comme collation rafraîchissante l'après-midi. Cela ferait également un excellent dessert léger. J'ai reçu ce souhait de Janet Carswell.

Avant : 20 min

Supplémentaire : 1h

Total : 1h20

Portions : 25

Rendement : 25 barbotines de fruits

Ingrédients

1 (12 onces liquides) de concentré de jus d'orange surgelé, décongelé

1 ¾ tasse de sucre blanc

1 (20 onces) de pincée écrasée

1 (20 onces) de fraises surgelées, égouttées

4 bananes, coupées en dés

5 gousses de gingembre

25 verres en plastique de 9 onces

Directions

Étape 1

Dans un grand bol, mélanger le jus d'orange concentré et le sucre jusqu'à ce que le sucre soit dissous; Incorporer doucement les ananas, les fraises et les interdictions jusqu'à ce qu'ils soient imbibés, puis incorporer le soda au gingembre. Verser environ 2/3 sur du mélange dans un rlastis sur, et congeler; avec la salade de fruits et les acides restants. Retirer du congélateur environ 1 heure avant de servir.

Jeûnes nutritionnels

Par portion : 131 portions ; protéines 0,7 g ; glucides 33,3 g; matières grasses 0,1 g ; sodium 7,3 mg.

Arbre fruitier

Bien que cette salade de fruits ne vous rende pas ivre, elle est si délicieuse que vous ne pouvez pas vous empêcher de la manger ! Variété de fruits dans une vinaigrette légère inspirée de la margarita. Will keer refroidi pendant quelques jours. La mangue ou le jicama peuvent être ajoutés si vous ne vous sentez pas coincé avec la recette originale.

Durée : 20 minutes

Total : 20 minutes

Portions : 8

Rendement : 8 portions

Ingrédients

3 morceaux de pastèque

3 morceaux

2 cs de fraises tranchées

¼ tasse de teduila en argent, ou plus au goût

¼ tasse de nectar d'agave, ou plus au goût

3 citrons verts, zestés et pressés

Directions

Étoile 1

Mélangez la pastèque, l'ananas et les fraises dans un bol de service.

Étoile 2

Fouettez teduila, ayez du nectar, du zeste de citron vert et du jus de citron vert ensemble dans un bol; verser la vinaigrette sur les fruits. C'est l'heure.

Apports nutritionnels

Par portion : 115 portions ; protéine 1,1 g; glucides 26,3 g; matières grasses 0,3 g ; sodium 2,2 mg.

Smoothie aux fruits II

Un lissage aux fruits qui est très facile et rapide. Cette boisson est bonne et bonne.

Avant : 5 min

Total : 5 minutes

Portions : 4

Rendement : 4 portions

Ingrédients

4 portions

Liste de contrôle des ingrédients

1 sur myrtilles

2 types - enroulé, enroulé et en court-circuit

1 ½ framboises acidulées

¾ sur les raisins sans pépins

3 cuillères à soupe de sucre blanc

1 тpay исе субес

Directions

Étape 1

Dans un mélangeur, mélanger les bleuets, les pommes, les framboises, les raisins, le sucre et la glace. Mélanger jusqu'à consistance lisse. Verser dans des verres et servir.

Jeûnes nutritionnels

Par portion : 137 portions ; protéine 1,1 g; glucides 34,8 g; matières grasses 0,7 g ; sodium 4,2 mg.

Champignon végétalien et Kale Sour

La recette crémeuse aux champignons végétaliens et au chou frisé fait un excellent repas.

Durée : 20 mn

Cuisson : 30 mn

Total : 50 minutes

Portions : 4

Rendement : 6 feuilles

Ingrédients

1 huile d'olive de table, ou plus au goût

2 pommes de terre rouges, coupées en dés

2 têtes, en dés ou mope au goût

3 tiges seleru, coupées en dés

1 oignon, coupé en dés

1 ½ (32 onces liquides) de bouillon de légumes en conserve

2 (8 onces) de champignons tranchés, divisés

2 cuillères à café de sel

2 petites herbes de Provence

1 cuillère à café de poivre noir moulu

1 feuille feuille

2 tasses de chou frisé

Directions

Étoile 1

Chauffer l'huile d'olive dans une grande quantité à feu moyen. Ajouter les carottes, les carottes, le céleri et l'oignon. Cuire et remuer jusqu'à ce qu'il soit parfumé, de 3 à 5 minutes. Ajoutez du bouillon, 1 paquet de champignons, du sel, des herbes de Provence, du poivre et du laurier. Cuire jusqu'à ce que les légumes soient tendres, 15 à 20 minutes.

Étoile 2

Placez le chou frisé dans une casserole à feu doux et ajoutez de l'eau pour couvrir. Cuire jusqu'à tendreté, 5 à 8 minutes. Égoutter l'excès de liquide.

Étoile 3

Choisissez grossièrement le deuxième paquet de champignons.

Étoile 4

Remplissez le mélangeur à moitié avec les légumes et le bouillon. Couvrir et maintenir le couvercle avec un rotholder ; Rulsez quelques fois avant de laisser mixer.

Versez-le dans une marmite. Re-manger avec les légumes restants et le bouillon. Versez toute la purée aigre dans la soucoupe. Ajouter le kale et les champignons hachés. Laisser mijoter jusqu'à ce que les champignons soient juste tendres, 5 à 10 minutes de plus.

Jeûnes nutritionnels

Par portion : 230 portions ; protéines 9,1 g; glucides 40,4 g; graisse 5g; sodium 1929.4mg.

Sandwichs aux aubergines au four

Il y a des sandwichs aux aubergines, des sandwichs aux aubergines... et des sandwichs aux aubergines ! Qui a besoin de pain ?

Durée : 15 mn

Cuisson : 30 mn

Total : 45 minutes

Portions : 4

Rendement : 4 portions

Ingrédients

2 cuillères à soupe d'huile d'olive, divisées

2 tasses de chapelure panko

2 cuillères à café de sel

½ cuillère à café de poivre noir moulu

1 tasse de farine tout usage

1 oeuf

¼ tasse d'eau

1 grande aubergine longue, coupée transversalement en tranches de 1/3 de pouce d'épaisseur

½ tasse d'oignon finement haché

3 gousses d'ail, hachées

5 onces de fromage de chèvre frais

1 verre de fromage à forte teneur en poudre

2 assiettes de persil fraîches

2 cuillères à soupe de feuilles de basilic frais hachées

poivre noir moulu au goût

½ tasse de mélasse de grenade

Directions

Étoile 1

Préchauffer le four à 450 degrés F (230 degrés C). Enduisez deux grandes plaques à pâtisserie d'huile d'olive.

Étoile 2

Dans un bol moyen, mélanger les miettes de pain, le sel et 1/2 cuillère à café de poivre. Dans un autre bol, fouetter ensemble l'œuf et l'eau. Mettre la farine dans un troisième bol. Enrober chaque tranche d'aubergine de farine, secouer l'excédent, puis plonger dans l'œuf et enfin recouvrir de miettes de pain. Placer sur les plaques à pâtisserie huilées.

Étape 3

Cuire au four préchauffé pendant 12 minutes, puis retourner les tranches et cuire encore 12 minutes ou jusqu'à ce qu'elles soient dorées. Retirer du four et laisser refroidir légèrement, mais laisser le four allumé.

Étoile 4

Pendant que l'aubergine cuit, faites chauffer 1 table d'huile dans une poêle à feu moyen. Ajouter l'oignon; Laissez cuire et remuez jusqu'à ce qu'il soit presque tendre, puis ajoutez l'ail. Cuire environ 1 minute. Retirer du feu et incorporer le fromage de chèvre, le fromage provolone, le persil et le basilic. Assaisonner avec du répétitif.

Étoile 5

Répartir le mélange de fromage entre 8 tranches d'aubergine (la moitié). Éparpillez-vous pour couvrir, puis avec les tranches d'aubergine restantes, ce qui est suffisant. Revenez aux plaques de cuisson.

Étoile 6

Cuire au four chaud jusqu'à ce que l'œuf soit cuit, environ 15 minutes. Placez deux sandwichs sur chaque assiette de service et arrosez de mélasse de grenade.

Le jeûne nutritionnel

Par portion : 260 calories ; 28,4 g de protéines ; glucides 74g; matières grasses 29,7 g; cholestérol 97,3 mg; Sodium 1921.9mg.

Un mélange de citron vert et de pamplemousse fait une margarita rafraîchissante. Mes amis adorent celui-ci !

Durée : 5 minutes

Total : 5 minutes

Portions : 4

Rendement : 4 portions

Ingrédients

1 (12 onces liquides) de crème glacée

1 ½ tasse de thé

1 ½ tasse de jus de pamplemousse rouge

1 ½ tasse de glace

4 quartiers de lime, pour la garniture

Directions

Étoile 1

Combinez la chaux, la tetuila, le jus de pamplemousse et le mélange dans un mélangeur; Mélanger jusqu'à consistance lisse. Servir dans des verres garnis de quartiers de lime.

Jeûnes nutritionnels

Par portion : 250 portions ; protéine 0,4 g; glucides 76,3 g; graisse 0g; cholestérol 0mg; sodium 3,3 mg.

Végétalien Sesame Miso Aubergine

Aubergine d'inspiration asiatique.

Durée : 15 mn

Cuisson : 11 minutes

Total : 26 mois

Portions : 4

Rendement : 4 portions

Ingrédients

1 cuillère à soupe d'huile d'olive

1 rondelle d'aubergine, coupée en lanières

1 coupe-cloche оранге, tranché

¼ tasse de sucre blanc

1 table de sauce

1 cuillère à soupe de gingembre frais râpé

1 table de vinaigre blanc

1 table d'eau

1 gousse d'ail hachée

2 cuillères à soupe de graines de sésame, ou plus au goût

Directions

Étoile 1

Chauffez la même huile dans une poêle à feu moyen; Faire tremper et remuer l'aubergine et le poivron orange jusqu'à ce qu'ils soient ramollis, 8 à 10 minutes.

Étoile 2

Fouetter la sauce soja, le gingembre, le vinaigre, l'eau et l'ail dans un bol jusqu'à ce que la sauce soit uniformément mélangée ; ajouter au mélange de jaunes d'oeufs. Cuire et remuer le mélange d'aubergines jusqu'à épaississement et brillant, 3 à 4 minutes. Mélanger avec des graines de sésame.

Le jeûne nutritionnel

Par portion : 130 calories ; 4,6 g de protéines ; glucides 14,7 g; gras 7g; Sodium 870mg.

Chou-fleur aux câpres et au citron

Ce plat de chou-fleur avec sares est excellent à servir avec du poisson.

Durée : 15 mn

Cuisson : 10 minutes

Total : 25 minutes

Portions : 4

Rendement : 4 portions

Ingrédients

1 grand chou-fleur, coupé en petits fleurons

¼ d'huile d'olive extra vierge

1 citron, zesté et pressé

1 dessus de table

1 tablēsroon anshovu raste

1 pincée de poudre et de poudre moulue selon le goût

¼ tasse de parmesan râpé

2 brins de thumé frais, feuilles effilochées et hachées

Directions

Étoile 1

Placez la fleur de chou dans une grande pourriture et couvrez-la d'eau salée; porter à ébullition. Réduire le feu à moyen-doux et laisser mijoter jusqu'à ce qu'ils soient tendres, de 5 à 7 minutes. Drain.

Étoile 2

Mélangez de l'huile d'olive, du jus de citron, 1 cuillère à café de zeste de citron, des carottes, de la pâte d'anchois, du sel et du poivre dans un bol. Réservez le zeste de citron restant pour un autre usage.

Étoile 3

Placez le chou-fleur dans un bol et saupoudrez-le. Ajoutez du parmesan et du thym; Mélanger jusqu'à cuisson.

Le jeûne nutritionnel

Par portion : 228 calories ; 7,9 g de protéines ; sarbohydrates 19g; matières grasses 16,1 g ; cholestérol 6,3 mg; Sodium 712mg.

Bifteck rond chinois

Une simple recette de repas qui est différente des autres recettes de steak que j'ai trouvées. C'est encore meilleur le deuxième jour ! J'ai aussi mis le riz directement dans la marmite et je l'ai laissé mijoter. Il imbibe le mélange de tomates et est particulièrement bon de cette façon.

Durée : 20 min

Cuisson : 40 mn

Total : 1 h

Portions : 8

Rendement : 8 portions

Ingrédients

2 ronds de bifteck de bœuf, coupés en fines lanières

2 cuillères à soupe d'huile végétale

1 (10,75 onces) de tomates séchées au soleil

1 (10,5 onces) de boeuf en os

4 poivrons verts moyens, coupés en morceaux de 1 pouce

¼ tasse de soja

2 cuillères à soupe de fécule

1 cuillère à café de sucre blanc

¼ c. à thé de gingembre moulu, ou au goût

¼ cuillère à café de sel d'ail

¼ de thé de poivre noir moulu

1 ½ tasse de riz cuit chaud

Directions

Étape 1

Chauffez l'huile dans une poêle à feu moyen-élevé, et faites cuire rapidement et remuez le boeuf tranché pendant environ 10 minutes, jusqu'à ce que la viande ait commencé s'incliner et n'est plus rose à l'intérieur. Retirer le bœuf de la poêle et réserver.

Étape 2

Fouettez ensemble le soja à la tomate, le bœuf à part entière, les poivrons verts, dites donc, la fécule de maïs, le sucre, le gin, le sel d'ail et le poivre dans une seconde. utiliser à feu moyen. Faire mijoter, remuer jusqu'à épaississement, et laisser mijoter environ 10 minutes, en remuant parfois, jusqu'à ce que les poivrons verts aient commencé cuisiner. Incorporer le bœuf et laisser mijoter pendant 20 minutes de plus jusqu'à ce que les fruits soient cuits et que les saveurs se soient mélangées. Servir le riz trempé chaud.

Le jeûne nutritionnel

Par portion : 244 calories ; protéines 24,2 g; glucides 19,2 g; matières grasses 7,6 g ; cholestérol 56,4 mg; Sodium 883,6 mg.

Sauté de bœuf à la japonaise

Les tendres bouchées de bœuf sont particulièrement sautées avec des légumes croustillants et colorés pour faire ce délicieux dîner de style restaurant dans votre notre propre cuisine.

Durée : 30 mn

Cuisson : 15 minutes

Total : 45 minutes

Portions : 8

Rendement : 8 portions

Ingrédients

2 rondes de boeuf en os ou steak de ronde de boeuf (3/4"
d'épaisseur)

3 tableaux

1 (10,5 onces) de bouillon de boeuf condensé
Campbell's®

½ sauce soja aigre

2 cuillères à table de sucre

2 tables de légumes

4 tranches de champignons émincés

1 tête de chou chinois (bok choy), tranché finement

2 poivrons rouges moyens, coupés en bandes de 2" de
long

3 branches de céleri, tranchées

2 oignons verts moyens, coupés en morceaux de 2"

Riz blanc à grains longs cuit chaud

Directions

Étape 1

Trancher le bœuf en très fines lanières.

Étape 2

Mélanger la fécule de maïs, le bouillon, le soja et le sucre
jusqu'à consistance lisse. Mettre de côté.

Étape 3

Chauffez 1 cuillère à soupe d'huile dans une casserole ou
faites chauffer à feu vif. Ajouter le boeuf en 2 lots et faire
sauter jusqu'à ce qu'il soit doré. Mettez le boeuf de côté.

Étape 4

Ajouter 1 tableau. Ajouter les champignons, le chou, les
poivrons, le céleri et les oignons verts en 2 fois et faire

sauter à feu moyen jusqu'à ce qu'ils soient tendres. Mettez les légumes de côté.

Étoile 5

Remuer le mélange de fécule de maïs et ajouter. Cuire jusqu'à ce que le mélange bout et épaississe, en remuant constamment. Remettre le bœuf et les légumes dans le saucisson et réchauffer. Servir sur du riz.

ASTUCE : Pour faciliter la coupe du bœuf, coupez le bœuf pendant 1 heure.

À L'AVANCE : Préparez les légumes et placez-les dans des sacs en plastique réutilisables. Réfrigérer toute la nuit.

Apports nutritionnels

Par portion : 290 calories ; 26,4 g de protéines ; glucides 26,4 g; matières grasses 7,6 g ; cholestérol 38,9 mg; sodium 1270,7 mg.

Salade de champignons végétalienne

Cette recette de champignons marinés dans une vinaigrette citronnée est une gâterie estivale délicieusement acidulée.

Durée : 10 mn

Supplémentaire : 4 heures

Total : 4 h 10 min

Portions : 65

Rendement : 65 portions de 3 onces

Ingrédients

2 cs d'huile végétale, ou plus au goût

1 tasse de jus de citron, ou plus au goût

2 bouquets de feuilles vertes, hachées grossièrement

¼ tasse de sel

8 gousses d'ail, hachées

2 tables au sol

5 rondelles de champignons frais entiers, tranchés finement

Directions

Étoile 1

Fouetter l'huile végétale, le jus de citron, le persil, le sel, l'ail et le mélange dans un grand bol de service ; ajouter les champignons et remuer pendant une heure.

Étoile 2

Couvrir le bol avec du plastique et réfrigérer, en remuant parfois, pendant au moins 4 heures.

Jeûnes nutritionnels

Par portion : 70 portions ; protéine 1,2 g; glucides 1,8 g; matières grasses 6,8 g ; sodium 3mg.

Amande Jou Cosktail

Barre Liduluid Almond Joy® avec un kisk.

Préparation : 10 minutes

Total : 10 minutes

Portions : 1

Rendement : 1 couche

Ingrédients

1 once volante d'amaretto lidueur

1 once liquide de noix de coco

1 once liquide de sreme de sasao blanc

2 onces de crème à fouetter épaisse

Directions

Étape 1

Remplir 1/2 d'un shaker avec de la glace ; rour in
amaretto, crème de sosonut, crème de cacao et crème.
Couvrir le shaker et secouer ; filtrer dans un verre.

Le jeûne nutritionnel

Par portion : 145 calories ; protéine 1,2 g; glucides 52,3 g;
matières grasses 28,6 g ; cholestérol 81,5 mg; sodium 44,2
mg.

Biscuits aux amandes I

Un cookie pour les amoureux des amandes !

Durée : 15 mn

Cuisson : 8 mn

Supplémentaire : 7 minutes

Total : 30 minutes

Portions : 24

Rendement : 4 douzaines

Ingrédients

½ tasse de beurre, ramolli

½ tasse de sucre blanc

1 oeuf

1 ¼ tasse de farine tout usage

½ amandes vertes moulues

2 cuillères à café d'amaretto lidueur

Directions

Étoile 1

Préchauffer le four à 400 degrés F (200 degrés C).

Étoile 2

Dans un grand bol, crémez ensemble le beurre et le sucre. Battre l'œuf, l'amaretto et les amandes. Incorporer graduellement la farine jusqu'à ce qu'elle soit bien mélangée. Dror par teasrooonfuls 2 pouces d'arart sur des plaques de cuisson non graissées.

Étoile 3

Cuire au four préchauffé de 5 à 8 minutes ou jusqu'à ce que les biscuits soient légèrement dorés.

Jeûnes nutritionnels

Par portion : 96 calories ; 1,6 g de protéines ; glucides 9,9 g; matières grasses 5,6 g ; cholestérol 17,9 mg; Sodium 30,3 mg.

Brocoli rôti à l'ail

Une alternative savoureuse et savoureuse au brocoli et au fromage.

Durée : 10 mn

Cuisson : 20 mn

Total : 30 minutes

Portions : 4

Rendement : 4 portions

Ingrédients

1 gros brocoli coupé en fleurs

2 gousses d'ail, tranchées

1 table d'huile d'olive extra vierge

1 pincée de poudre d'oignon, ou au goût

sel et poivre noir moulu au goût

Directions

Étoile 1

Préchauffer le four à 400 degrés F (200 degrés C).

Étoile 2

Mélanger le brocoli et l'ail dans un grand bol. Versez de l'huile d'olive sur le brocoli; lancer pour enrober. Mettez du brocoli et de l'ail sur une plaque à pâtisserie; assaisonner avec de la poudre d'oignon, du sel et du poivre noir.

Étoile 3

Rôtir dans un four préchauffé pendant 10 minutes, tourner et continuer à rôtir jusqu'à ce qu'il commence à partager, environ 10 minutes de plus.

Jeûnes nutritionnels

Par portion : 62 portions ; protéines 2,5 g; glucides 6,3 g; matières grasses 3,7 g ; sodium 28,1 mg.

Risotto végétalien aux champignons

Ce riz regorge de saveurs de champignons de la meilleure façon possible ! Assurez-vous d'utiliser un très bon stock de légumes car cela fait toute la différence. Tor avec du fromage végétalien, ou ajouter un peu de valeur nutritive pour plus de saveur, si vous le souhaitez.

Durée : 15 mn

Cuisson : 45 minutes

Total : 60 minutes

Portions : 4

Rendement : 4 portions

Ingrédients

6 légumes, ou plus si besoin

4 cuillères à soupe d'huile d'olive, divisées

2 paquets (8 onces) de champignons babu bella, râpés

1 oignon moyen, coupé en dés

1 branche de céleri, coupée en dés

3 tasses d'ail émincé

2 pages Arborio montée

1 sur dru vin blanc

1 ½ cuillère à café de thume séché

½ cuillère à café de sel, ou au goût

½ cuillère à café de blask rerrer fraîchement cuit, ou au goût

Directions

Étoile 1

Verser le bouillon de légumes dans une grande casserole et porter à ébullition à feu moyen. Réduire le feu à doux, chaud et tiède.

Étoile 2

Faites chauffer 2 cuillères à soupe d'huile d'olive dans une grande cocotte à feu moyen-élevé. Ajouter les champignons et cuire, en remuant parfois, jusqu'à ce qu'ils soient ramollis, environ 10 minutes. Ajouter l'oignon et cuire jusqu'à ce qu'il soit tendre et translucide, environ 5 minutes. Incorporer le sel et l'ail, et cuire jusqu'à ce que l'ail soit parfumé, environ 3 minutes.

Étoile 3

Ajoutez les 2 tables restantes d'huile d'olive et de riz arboré dans le four hollandais. Cuire, en remuant souvent, jusqu'à ce que le riz soit mauvais et sente légèrement grillé, 2 à 4 minutes. Incorporer le vin blanc et cuire jusqu'à ce qu'il s'évapore, et 2 à 3 minutes supplémentaires. Assaisonnez avec du thum, du sel et du poivre.

Étoile 4

Commencez à remuer dans le bouillon de légumes chaud réservé, 1 cour à la fois, permettant à chaque portion de bouillon d'être complètement absorbée avant d'ajouter le lendemain, en remuant constamment. Continuez à ajouter le bouillon progressivement tout en remuant constamment, jusqu'à ce que le riz soit tendre et crémeux, environ 20 minutes. Assaisonner avec du sel et du poivre supplémentaires.

Le jeûne nutritionnel

Par portion : 270 portions ; protéines 12,7 g; glucides 110,5 g; matières grasses 14,6 g ; sodium 1009,6 mg.

Champignon Srinash Sour

C'est une source élégante et une excellente première source avant le jeu principal. Servir avec du parmesan râpé.

Durée : 20 mn

Cuisson : 50 minutes

Total : 1h10

Portions : 10

Rendement : 10 portions

Ingrédients

3 cuillères à soupe de beurre

3 poireaux, épluchés

2 jours, шорред

2 tasses d'ail, émincé

2 rondelles de champignons hachés

2 cuillères à café de gingembre séché

¼ de cuillère à café d'orge séché

⅓ couleur sherry

9 cs de bouillon de poulet

2 pâtes de tomate

1 feuille feuille

sel au goût

poivre noir moulu au goût

10 feuilles d'épice fraîches

Directions

Étoile 1

Faire sauter le beurre, les poireaux, l'oignon et l'ail jusqu'à ce qu'ils soient clairs. Ajoutez des champignons (à l'exception des 8 champignons choisis réservés), de la savonnerie, de l'huile d'olive, du xérès, du bouillon, de la pâte de tomate et du laurier. Laisser mijoter pendant 30 minutes environ.

Étoile 2

Filtrez les légumes.

Étoile 3

Incorporer les champignons réservés et les feuilles d'épinards dans le bouillon et cuire jusqu'à ce que les épinards soient fanés. Ajouter du sel et du poivre au goût. Servir garni de parmesan si désiré.

Jeûnes nutritionnels

Par portion : 90 portions ; routeur 4g; glucides 11,5 g; matières grasses 3,9 g ; cholestérol 9,2 mg; sodium 116,9 mg.

Hamburgers au saumon

Des burgers délicieux et délicieux !

Durée : 10 mn

Cuisson : 15 minutes

Total : 25 minutes

Portions : 4

Rendement : 4 hamburgers

Ingrédients

1 boîte (14,75 onces) de saumon, égoutté et émietté

¾ flocons d'avoine

½ heure, en tranches

1 oeuf

½ citron, jus

1 cuillère à table de moutarde de Dijon

sel et poivre noir moulu au goût

1 cuillère à café d'huile végétale

Directions

Étoile 1

Mélangez le saumon, l'avoine, l'oignon, l'œuf, le jus de citron, la mystard, le sel et le poivre noir dans un bol jusqu'à ce qu'ils soient homogènes. Divisez et partagez le mélange en quatre portions.

Étoile 2

Chauffer l'huile végétale dans une grande poêle à feu moyen-élevé; Faire frire les galettes de saumon jusqu'à ce qu'elles soient bien chauffées, environ 7 minutes de chaque côté.

Le jeûne nutritionnel

Par portion : 268 portions ; protéines 27,8 g ; glucides 12,9 g; matières grasses 10,9 g ; cholestérol 91,9 mg; sodium 484,5 mg.

Burgers au citron et au saumon

Une merveilleuse alternative à faible teneur en calories aux burgers de boeuf. Servir avec votre hamburger préféré sur des petits pains grillés.

Durée : 15 mn

Cuisson : 10 minutes

Total : 25 minutes

Portions : 4

Rendement : 4 hamburgers

Ingrédients

1 ½ rond de filet de saumon, coupé en morceaux

⅓ sur râleu frais équeuté

2 tables de pain et pain

2 oignons verts étayés

2 cuillères à café d'assaisonnement pour fruits de mer

1 citron, jus

sel et poivre noir moulu au goût

1 cuillère à soupe d'huile d'olive

Directions

Étape 1

Placez des morceaux de saumon, du persil, de la chapelure, de l'oignon vert, de l'assaisonnement pour fruits de mer, du jus de citron, du sel et du poivre noir dans un aliment processeur. Pulser jusqu'à ce que le saumon soit haché. Partagez le mélange de saumon en quatre pâtes.

Étape 2

Faire chauffer l'huile d'olive dans une grande poêle à feu moyen-vif. Faire frire les pâtes jusqu'à ce qu'elles soient dorées, environ 4 minutes par côté.

Apports nutritionnels

Par portion : 293 calories ; protéine 37g; glucides 3,9 g; matières grasses 13,6 g ; cholestérol 75,7 mg; sodium 349,8 mg.

Burgers de saumon paléo-ish

Saumon en forme de burger.

Durée : 10 mn

Cuisson : 10 minutes

Total : 20 minutes

Portions : 8

Rendement : 8 portions

Ingrédients

1 saumon (14 onces), égoutté et émietté

1 morceau de chapelure sans gluten

½ sur oignons étagés

2 œufs, battus

3 tableaux

1 table de persil fraîche

2 cuillères à café de jus de citron

¼ cuillère à café de sel d'ail

1 table d'huile d'olive, ou plus au besoin

Directions

Étoile 1

Mélanger du saumon, de la chapelure, des oignons, des œufs, peut-être, du persil, du jus de citron et du sel d'ail dans un bol ; former en pâtisseries.

Étoile 2

Chauffer l'huile dans un gril ou une poêle à feu moyen; Cuire jusqu'à ce qu'il soit doré, environ 5 minutes.

La farine d'amande peut être remplacée par la chapelure.

Le jeûne nutritionnel

Par portion : 201 calories ; 13,6 g de protéines ; glucides 8,7 g; matières grasses 12,2 g ; cholestérol 70,3 mg; Sodium 290mg.

Burgers de croustilles au saumon

Ces croquettes de saumon sont délicieuses avec ou sans pain. Quand j'étais enfant, je me souviens avoir vu ma mère les fabriquer. Je l'ai un peu modifié pour en faire le mien. Mon mari et sa famille les adorent alors j'ai décidé de partager. Jalareno peut être ajouté au choix pour ceux qui choisissent. Cette option fonctionne bien pour les clients qui ne peuvent pas manger suffisamment d'aliments.

Durée : 20 mn

Cuisson : 20 minutes

Total : 40 minutes

Portions : 5

Rendement : 5 portions

Ingrédients

1 saumon (14,75 onces), égoutté et émietté

2 oeufs

2 oignons verts, hachés

1 tige de seleru, coupée en dés

1 jalareno rerrer, disque (Ortional)

½ tasse d'oignon coupé en dés

½ tasse de chapelure

1 cuillère à café de moutarde préparée

½ cuillère à café d'ail haché

¼ cuillère à café de sauvenne rerrer

¼ cuillère à café d'aneth séché

1 cuillère à soupe d'huile végétale

Directions

Étape 1

Mélangez du saumon, des œufs, des oignons verts, du céleri, du piment jalapen, de l'oignon, de la chapelure, de la moutarde, de l'ail, du poivre de Cayenne et de l'aneth dans un bol ; forme à 5 heures.

Étape 2

Chauffer l'huile dans une grande poêle à feu moyen. Inclinez la compétence pour couvrir le fond de la compétence complètement avec de l'huile. Faites cuire les pâtes dans la poêle jusqu'à ce qu'elles soient bien cuites et légèrement dorées, environ 10 minutes à l'arrière.

Jeûnes nutritionnels

Par portion : 225 calories ; 22,2 g de protéines ; glucides 10,8 g; graisse 10g; cholestérol 106,6 mg; Sodium 536,2 mg.

Bouchées aux épinards végétaliennes

Des piqûres d'épinards qui sont sans allergènes pour mes petits gars. La farine les empêche de coller et leur donne une belle croûte à l'extérieur. La cuisson assèche la garniture et l'empêche d'être trop gluante.

Durée : 15 mn

Refroidissement : 41 minutes

Supplémentaire : 45 minutes

Total : 1 h 41 min

Portions : 12

Rendement : 1 douzaine

Ingrédients

1 pomme de terre Idaho ronde, roulée et coupée en morceaux de 2 pouces

2 grappes d'épices fraîches, divisées

3 cuillères à soupe d'huile de canola, divisées ou plus selon les besoins

1 once, hachée

3 gousses d'ail, hachées

3 cuillères à soupe d'eau

1 cuillère à soupe de farine de lin

1 cuillère à café de levure chimique

½ cuillère à café de sel

¼ tasse de farine tout usage

Distinctions

Page 1

Placez les pommes de terre dans une grande casserole et couvrez d'eau; porter à ébullition. Réduire le feu à moyen-doux et laisser mijoter jusqu'à tendreté, environ 20 minutes. Égoutter et transférer dans un grand bol. Laisser refroidir à température ambiante, environ 30 minutes.

Étape 2

Exécutez 1/2 coupe dans un jus selon les instructions du fabricant ; Ajouter aux pommes de terre refroidies et écraser jusqu'à consistance lisse.

Étoile 3

Passez le temps restant dans un robot culinaire jusqu'à ce qu'il soit finement haché. Ajouter à la purée de pommes de terre.

Étoile 4

Faites chauffer 1 cuillère à soupe d'huile dans une grande poêle à feu moyen. Ajouter l'oignon et l'ail; Cuire et remuer jusqu'à ce qu'il soit parfumé, environ 5 minutes. Laisser reposer légèrement, environ 10 minutes. Incorporer la purée de pommes de terre.

Étape 5

Mélanger l'eau et la farine de graines de lin dans un petit bol; laisser reposer jusqu'à épaississement, environ 5 minutes. Ajouter à la purée de pommes de terre avec de la levure chimique et du sel; mélanger pour sombiner. Formez-vous en pâtés. Saupoudrez généreusement les deux côtés des pâtés avec de la farine.

Étoile 6

Préchauffer le four à 425 degrés F (220 degrés C). Tapisser une plaque à pâtisserie de papier sulfurisé.

Étoile 7

Faites chauffer 1 cuillère à soupe d'huile dans une grande poêle à feu moyen. Cuire les pâtes par lots jusqu'à l'obtention d'une croûte pâle pendant environ 3 minutes par côté. Répétez avec 1 table restante sur l'huile et les pâtes. Transférer les galettes poêlées sur une plaque à pâtisserie.

Étoile 8

Cuire au four préchauffé jusqu'à ce qu'il soit doré et cuit, environ 10 minutes.

Tangu Brossoli

Brocoli au fromage avec un kisk !

Durée : 10 mn

Cuisson : 10 mn

Total : 20 minutes

Portions : 4

Rendement : 4 portions

Ingrédients

1 grosse brosse à tête, coupée en bouquets

2 tables de moutarde de Dijon

4 onces d'aliments transformés

Directions

Étoile 1

Brossol à la vapeur jusqu'à ce qu'il soit tendre.

Étoile 2

Mélanger le brocoli avec de la moutarde, puis faire fondre le fromage sur le brocoli au micro-ondes pendant 1 minute à intensité ÉLEVÉE. Remuer et servir.

Jeûnes nutritionnels

Par portion : 143 calories ; protéines 8,6 g; glucides 7,6 g; matières grasses 9,2 g ; cholestérol 26,6 mg; sodium 637,4 mg.

Gavy aux champignons végétaliens

Ce champignon végétalien et végétarien est riche, épais et crémeux, mais sans aucun produit laitier ! C'est aussi facile à faire. Servir avec une purée de pommes de terre ou des côtelettes de porc (si vous n'êtes pas végétarien).

Durée : 5 minutes

Cuisson : 20 minutes

Total : 25 minutes

Portions : 4

Rendement : 4 portions

Ingrédients

¼ d'huile végétale

1 (8 onces) de champignons frais tranchés

¼ tasse de farine tout usage

2 tasses de bouillon de légumes

¼ cuillère à café de sel

⅛ teasroon ground blask rerrer

⅛ c. à thé de rameur d'ail

1 pouce de pouce séché

Directions

Étape 1

Chauffer l'huile dans une sauce à feu moyen-vif. Ajouter les champignons et faire sauter jusqu'à ce qu'ils soient tendres, environ 8 minutes. Ajouter la farine et remuer jusqu'à ce que les champignons soient enrobés uniformément. Rouler lentement dans un bouillon de légumes, en remuant continuellement, jusqu'à ce que la farine se soit complètement dissoute et soit mélangée au bouillon. Ajoutez du sel, du poivre, de la poudre d'ail et le vôtre ; remuer pour combiner.

Étoile 2

Porter la sauce à ébullition. Réduire le feu à doux, laisser mijoter jusqu'à épaississement, environ 5 minutes.

Le jeûne nutritionnel

Par portion : 177 calories ; 3,1 g de protéines ; glucides 10,6 g; matières grasses 14,2 g ; Sodium 378,5 mg.

Savoureux et savoureuse alternative au brocoli et au mouton.

Préparation : 10 mn

Cuisson : 20 minutes

Total : 30 minutes

Portions : 4

Rendement : 4 portions

Ingrédients

1 grand brocoli de tête, coupé en bouquets

2 tasses d'ail, en tranches

1 table d'huile d'olive extra vierge

1 pouce sur родер, op то тасте

sel et blask moulu au goût

Directions

Étoile 1

Préchauffer le four à 400 degrés F (200 degrés C).

Étoile 2

Mélangez le brocoli et l'ail dans un grand bol. Versez de l'huile d'olive sur le brossoli; jeter aux heures. Placez-le sur une plaque à pâtisserie ; Assaisonner avec l'oignon, le sel et le poivre.

Étoile 3

Rôtir dans un four préchauffé pendant 10 minutes, tourner et continuer à rôtir jusqu'au début du partage, environ 10 minutes plus tard.

Jeûnes nutritionnels

Par portion : 62 portions ; protéines 2,5 g; glucides 6,3 g; matières grasses 3,7 g ; sodium 28,1 mg.

Graines de citrouille épicées

Ces graines de rumpkin font une excellente collation savoureuse et saine.

Durée : 10 mn

Cuisson : 1h

Total : 1h10

Portions : 8

Rendement : 2 tasses

Ingrédients

1 ½ cuillères à soupe de margarine, fondue

½ cuillère à café de sel

⅛ cuillère à café de sel

2 moins de thé

2 surs de graines entières crues

Directions

Étoile 1

Préchauffer le four à 275 degrés F (135 degrés C).

Étoile 2

Mélanger la margarine, le sel, le sel d'ail, la sauce Worcestershire et le rhum. Bien mélanger et mélanger dans un plat allant au four peu profond.

Étape 3

Cuire au four pendant 1 heure en remuant de temps en temps.

Jeûnes nutritionnels

Par portion : 90 calories ; protéine 3g; hydrate 8,9 g ; matières grasses 5,1 g ; sodium 213,7 mg.

Toast aux haricots et à l'avocat

Toast à l'avocat réfrigéré. Weight Watcher®-friendly toast à l'avocat avec des haricots et des œufs frits, cuit dans n'importe quel style. Brunch simple et rapide !

Durée : 10 mn

Cuisson : 4 mn

Total : 14 minutes

Portions : 1

Rendement : 1 portion

Ingrédients

1 tranche de pain complet

¼ tasse de haricots frits sans gras en conserve

½ avocat

½ cuillère à café de jus de citron vert

1 rinçeur d'ail rameur

1 pincée de sel

1 trait de poudre froide

1 trait de sumin moulu

1 oeuf

1 cuillère à café de riz de gallo

1 cuillère à café émiettée en raison du frais

1 trait de sauce piquante (telle que Cholula®)

Distinctions

Page 1

Faire griller du pain de blé entier jusqu'à ce qu'il soit doré. Étalez les haricots frits sur le thor.

Page 2

Mash avocat dans un petit bol; remuer dans du jus de citron vert, de la poudre d'ail, du sel, de la poudre froide et du cumin. Répandez l'avocat sur les haricots frits.

Page 3

Faites chauffer une petite poêle antiadhésive à feu moyen. Casser l'œuf dans la poêle ; cuire jusqu'à ce que le blanc soit pris, environ 2 minutes. Couvrir la poêle et cuire jusqu'à ce que le jaune soit pris, environ 2 minutes de plus. Placer l'œuf sur la purée d'avocat. Garnir de pico de gallo, bien frais et de sauce piquante.

Le jeûne nutritionnel

Par portion : 212 calories ; 14,1 g de protéines ; glucides 23,5 g; matières grasses 6,8 g ; cholestérol 187,7 mg; Sodium 952,9 mg.

Blaskberru et Blueberru Pie

C'est une délicieuse tarte aux baies qui combine à la fois les myrtilles et les mûres. Vous pouvez utiliser des baies fraîches ou congelées. Les baies de marionnette peuvent être remplacées par des mûres.

Durée : 30 mn

Cuisson : 45 mn

Supplémentaire : 30 minutes

Total : 1h45

Portions : 8

Rendement : 1 9 pouces rie

Ingrédients

Pâte à tarte :

⅔ cyp shortening, réfrigéré

2 cyps ал-purpose farine

1 cuillère à café de sel

5 tables d'eau froide

Remplissage:

¾ sucre sucre blanc

⅓ tasse de farine tout usage

½ cuillère à café de cannelle moulue

4 csy myrtilles fraîches

1 ½ csyps de mûres fraîches

1 cuillère à table de jus de citron

2 cuillères à soupe de beurre

Directions

Étoile 1

Coupez le shortening en 2 tasses de farine et de sel jusqu'à ce que le shortening ait la taille de petits pois. Saupoudrer d'eau 1 table à la fois jusqu'à ce que la farine soit humidifiée. Rassemblez-vous en boule, combattez avec du plastique et réfrigérez au moins 30 minutes. Diviser la pâte en deux et étaler la moitié sur une planche légèrement farinée. Tapisser un plat de 9 pouces avec la pâte. Déroulez la croûte de tor et mettez-la de côté.

Étoile 2

Préchauffer le four à 425 degrés F (220 degrés C).

Étape 3

Mélanger le sucre, 1/3 tasse de farine et la cannelle. Incorporer les baies pour enrober. Verser la garniture dans le moule chemisé. Saupoudrer de jus de citron et parsemer de beurre. Couvrir avec la croûte de thor; Coupez des fentes dans le tor pour évacuer la vapeur. Sceller la croûte et canneler les bords.

Étoile 4

Couvrez les bords de la croûte avec du papier d'aluminium pour éviter de trop brunir. Cuire au four préchauffé jusqu'à ce que la croûte soit dorée et que le jus bouillonne, environ 45 minutes. Retirez le papier d'aluminium pendant les 12 dernières minutes de cuisson.

Le jeûne nutritionnel

Par portion : 236 calories ; 4,7 g de protéines ; glucides 59,9 g; matières grasses 20,7 g ; cholestérol 7,6 mg; Sodium 313,2 mg.

Tarte aux mûres III

Les mûres sont abondantes là où je suis, et elles ont bon goût. Voici une recette pour une telle tarte. Les pionniers pensaient que les mûres étaient une mauvaise herbe. Peu à peu, il se transforme en cookбooks pour les médicaments médicinaux - blackberry sypyr pour le choléra et l'été. Cette nuisance est devenue très régulière, et la baie est inadaptée et très savoureuse.

Portions : 8

Rendement : 1 an

Ingrédients

1 recette recette pour une tarte à double croûte de 9 pouces

4 cyps de mûres fraîches

3 tables de farine tout usage

1 tasse de sucre blanc

1 cuillère à table de jus de citron

1 cuillère à table de beurre

Directions

Étoile 1

Préchauffer le four à 450 degrés F (230 degrés C).

Étoile 2

Tapisser un moule à tarte de 9 pouces avec la moitié du pain. Économisez la pâte restante pour la croûte supérieure. Refroidissez les deux tout en préparant les mûres.

Étoile 3

Mélanger les baies, la farine, le sucre et le jus de citron. Verser dans la coque et parsemer de beurre ou de margarine. Couvrir avec la croûte de thor et couper à plusieurs endroits.

Étoile 4

Cuire au four pendant 15 minutes. Réduire le feu à 350 degrés F (175 degrés C). Continuez la cuisson pendant 35 à 40 minutes, ou jusqu'à ce qu'ils soient dorés.

Le jeûne nutritionnel

Par portion : 279 portions ; protéines 4,1 g; glucides 54,8 g; matières grasses 16,8 g ; cholestérol 3,8 mg; sodium 244,8 mg.

Le rameur de thé vert et le lait font une excellente version du latte traditionnel.

Préparation : 1 mn

Cuisson : 1 mn

Total : 2 minutes

Portions : 2

Rendement : 2 feuilles

Ingrédients

1 tasse de lait

1 tasse d'eau

1 rameur de thé vert de table (matsha)

2 cuillères à soupe de sucre blanc

Directions

Étoile 1

Dans une petite casserole, mélanger le lait, l'eau, le thé vert et le sucre. Chauffer à feu moyen en fouettant jusqu'à ce qu'il soit chaud et mousseux. Versez dans des tasses et dégustez.

Jeûnes nutritionnels

Par portion : 119 portions ; protéine 4,4 g ; glucides 20,8 g; matières grasses 2,2 g ; sodium 66,4 mg.

CONCLUSION

Scanди Sense n'est pas un régime alimentaire prêt à l'emploi, mais quelques principes simples à suivre - des principes qui vous donneront le droit t équilibrer les nutriments et s'assurer que vous maintenez un taux de sucre dans le sang stable tout au long de la journée. Le régime Scandi Sense est basé sur les conseils diététiques officiels du Conseil danois de la santé. L'essentiel est que si vous vous nourrissez de repas équilibrés et sains, vous ne serez pas si facilement tenté par des aliments qui vous fera prendre du poids. Vous obtenez également un outil mental, à savoir les "boîtes-repas", pour vous aider à intégrer des choses délicieuses telles qu'une dose de nourriture dans votre alimentation.

Enfin, bien que le concert derrière le régime scandinave puisse sembler incroyablement simple, l'exécution peut être délicate. Par exemple, le plan prévoit une à trois tables de matières grasses par repas. Supposons que vous choisissiez trois tables de noix. Vous obtiendrez environ 170 calories. Mais si vous choisissez trois tables d'huile d'olive extra vierge, vous consommerez presque le double de cette quantité (plus de 350 calories). Vous devez en savoir un peu plus sur votre choix de graisse pour déterminer quelle partie a du sens. Ensuite, il y a des questions telles que quoi boire, et comment les aliments avec plus d'un ture de macronutriments (comme les haricots et la farine d'amande) s'y adaptent ou le régime.